RELATIONS PATHOLOGIQUES

ENTRE L'ŒIL ET L'OREILLE

Par le Docteur DE CAPDEVILLE

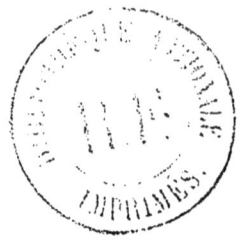

Pour la première fois, en 1844, Mackensie formulait nettement la relation pathologique qui existe entre les deux yeux et, sous le nom caractéristique d'ophtalmie sympathique, enregistrait une catégorie de manifestations oculaires, dont l'origine, encore mal définie jusqu'à lui, devait être recherchée dans l'influence exercée par un œil malade sur l'œil voisin. Depuis lors, la littérature ophtalmologique s'est enrichie de multiples travaux, dans lesquels les conditions favorables au développement de l'ophtalmie sympathique, les formes qu'elle affecte, sa marche, sa terminaison, et les moyens thérapeutiques les plus propres à la combattre, ont été l'objet de savantes et fructueuses recherches; sans prétendre que tout ait été dit sur cette affection et, en particulier, sur sa pathogénie, dont bien des points restent encore obscurs, on peut affirmer cependant que l'étiologie s'en trouve établie sur les faits les plus certains et les preuves les plus solides.

Quelques faits, bien peu nombreux, il est vrai, mais assez expressifs par l'ensemble des circonstances au milieu desquelles ils se sont déroulés, m'autorisent à penser qu'à côté de cette relation sympathique, devenue classique aujourd'hui, il y a lieu d'en admettre une autre entre l'œil et l'oreille du même côté, qu'en un mot, la même influence qui, d'un œil malade, va réagir sur l'autre œil, peut également s'exercer sur l'oreille voisine et y produire des phénomènes morbides dignes de fixer l'attention.

Je me hâte de dire que ce n'est pas la première fois qu'une semblable relation est signalée. Sans faire allusion à cette remarque, depuis longtemps consignée dans les recueils d'ophtalmologie et d'otologie, que certaines manifestations diathésiques portent à la fois ou successivement sur l'œil et l'oreille, je veux parler des communications présentées par Coppez, en 1877, au Congrès de Genève, et par Dransart, en 1880, au Congrès de Reims, communications dans lesquelles la question des liens pathologiques qui peuvent s'établir entre ces deux organes est nettement posée. Si Coppez a eu surtout pour objectif la démonstration de ce fait : que certaines affections de l'oreille et même la guérison trop rapide de quelques-unes d'entre elles peuvent, à un moment donné, réagir sur l'œil et y faire naître un état pathologique sérieux ; Dransart a envisagé la proposition dans un ordre inverse, en rapportant un certain nombre de cas où des troubles auriculaires ont paru se développer sous la dépendance de diverses maladies de l'œil et se dissiper avec la guérison de ces dernières (*Annales d'Oculistique*, t. LXXXIV, p. 225). Les observations qu'il relate, au nombre de six, manquent, il est vrai, d'un peu de détails, et se bornent à indiquer une atténuation plus ou moins marquée de l'ouïe, survenue plus ou moins longtemps avant le moment où les sujets ont été soumis à l'examen, et à la suite de lésions de l'œil anciennes elles-mêmes, c'est-à-dire sans qu'il ait été possible de bien saisir la relation précise qui pouvait exister entre ces manifestations. La diminution de l'ouïe, seul symptôme signalé, car dans deux cas où l'examen otoscopique fut pratiqué, aucune altération appréciable du conduit et du tympan ne put être reconnue, a été jugée d'après les propres impressions des patients, de même que pour l'amélioration survenue cinq fois après le traitement approprié des lésions de l'œil ; ces lésions se trouvaient être : kératite diffuse superficielle ou interstitielle, quatre fois, synéchies postérieures avec poussées d'iritis, irido-cyclite, chacune une fois. Il faut ajouter que, concurremment avec ces lésions locales, existaient dans trois de ces cas des conditions diathésiques : scrofule et syphilis héréditaire, qui pouvaient bien jouer le rôle d'une cause suffisante pour expliquer les troubles auriculaires. En dépit de cette objection, dont Dransart ne se dissimule pas la portée, et de celles qui peuvent être inspirées par ce qu'il y a de vague et d'incomplet dans ses observations, celles-ci n'en ont pas moins une valeur sérieuse, suffisante pour légitimer les conclusions sur lesquelles il appelle le contrôle de la clinique.

Les observations que je présente aujourd'hui pourront paraître plus concluantes, car, assistant au début même des phénomènes pathologiques dont l'œil et l'oreille ont été le siége, et appelé à les suivre durant un temps assez long, il m'a été possible, non seulement de noter avec soin tous les symptômes qui se sont successivement offerts à mon attention, mais encore de surprendre sur le fait, pour ainsi dire, leur enchaînement, de façon à ne laisser planer aucun doute sur la réalité de la relation, qu'après Coppez et Dransart, je me crois autorisé à admettre.

Comment, depuis que les maladies de l'œil et de l'oreille sont l'objet de sérieuses études, les rapports pathologiques qui unissent ces deux organes, n'ont-ils pas été plus souvent signalés ? A cette question, qui vient naturellement à l'esprit, on peut faire, je crois, une double réponse. C'est d'abord le peu d'attention que prêtent d'ordinaire malades et médecins aux troubles auriculaires, survenus au milieu des souffrances et des préoccupations procurées par un œil gravement atteint, de sorte qu'on peut bien admettre que bon nombre de cas doivent passer inaperçus, surtout avec la tendance de plus en plus marquée aujourd'hui, ce dont on ne saurait se plaindre, à circonscrire dans les cliniques le champ de la pratique à l'un ou à l'autre de ces organes ; c'est, en second lieu, la rareté relative des faits de ce genre. Si l'on songe, en effet, au soin particulier avec lequel on cherche, depuis qu'on en connait les dangers, à prévenir et à combattre, par une intervention opportune, toute menace ou toute apparition d'une réaction sympathique de la part d'un œil malade, on ne sera pas surpris que le champ de l'observation utile soit devenu bien étroit dans la pratique ophtalmologique. Pour ma part, depuis que mon attention est éveillée sur ce point, je n'ai pu relever que trois cas qui puissent être sérieusement considérés comme des types d'influence sympathique de l'œil sur l'oreille ; les voici, avec des détails un peu longs peut-être, mais cherchant leur excuse dans l'intérêt et la nouveauté de la question qu'ils soulèvent.

Obs. I. — Mme G..., 67 ans ; présente à l'œil droit une cataracte lenticulaire arrivée depuis quelques mois à son état de complète maturité ; l'œil gauche, également atteint, permet de distinguer encore vaguement les objets. Santé générale parfaite.

Opérée le 5 avril 1879 ; kératotomie inférieure par l'incision de Grœefe modifiée, iridectomie ; issue un peu laborieuse d'un cristallin très dur, volumineux, mais ne laissant derrière lui aucun débris de couches corticales ; enclavement dans les angles de la plaie du tissu de l'iris qui résiste aux tentatives de réduction. Suites régulières les jours suivants, bonne cicatrisation de la plaie, sauf à ses deux extrémités où se développe une petite saillie cystoïde ; pupille parabolique, mais bien noire ; vision très nette avec les verres appropriés.

Quatre mois après, en août, sans cause accidentelle appréciable, apparaissent quelques signes d'irritation ciliaire, se traduisant par une certaine impressionnabilité à la lumière, et la nécessité de se munir de verres bleutés ; puis, successivement, et dans l'espace de quelques semaines, troubles fugaces de la vision, photophobie croissante, injection périkératique devenant de jour en jour plus accusée, sensibilité de l'œil au toucher, surtout dans la région inférieure, au voisinage de la cicatrice qui devient le siège d'une vascularisation plus intense et de traînées grisâtres : enfin, irruption d'une véritable irido-cyclite aiguë, avec tous ses signes fonctionnels et anatomiques : douleurs périorbitaires violentes, perte presque complète de la vision, réduite à la seule perception de la lumière, réduction de l'orifice pupillaire fortement attiré en bas, trouble diffus des humeurs intraoculaires, dureté du globe à la pression, etc.

Quelques jours avant l'apparition des phénomènes aigus du côté de l'œil, Mme G.., qui jusqu'alors avait joui d'une ouïe parfaite et n'avait jamais été incommodée par des bruits subjectifs, accuse dans l'oreille droite un bourdonnement léger, mais fatigant par sa persistance; en même temps, l'ouïe de ce côté lui paraît moins bonne qu'à l'ordinaire. Sur sa plainte réitérée à ce sujet, et en raison de l'incommodité qu'elle en éprouve, je pratique l'examen otoscopique, qui ne révèle aucune modification sensible dans l'aspect du conduit et du tympan; la trompe d'Eustache est libre et l'expérience de Valsalva permet l'accès facile de l'air dans la caisse; le battement de la montre n'est entendu qu'à 25 centimètres, tandis qu'à gauche il l'est à plus d'un mètre.

Un traitement révulsif et dérivatif approprié est appliqué pour combattre les phénomènes oculaires, dont la progression insidieuse ne laisse pas que d'être menaçante, et avec l'espérance de mettre en même temps un terme aux manifestations dont l'oreille est le siége. On a vu qu'il n'avait pas empêché l'état inflammatoire de l'œil de prendre le caractère aigu; dès ce moment, les accidents auriculaires subissent eux-mêmes une recrudescence et accusent une forme nouvelle. Au bourdonnement continu devenu plus intense et tel que la patiente, subissant l'illusion d'un insecte bourdonnant dans le voisinage de son oreille, fait instinctivement des tentatives pour l'éloigner ou le fuir; à la disparition complète de toute perception du battement de la montre au contact du pavillon et des parois crâniennes, viennent s'ajouter une tendance vertigineuse très marquée lorsqu'elle soulève la tête au-dessus de l'oreiller et quelques nausées. Nouvelle inspection du conduit et du tympan et même résultat négatif.

Mme G. refuse tout autre intervention thérapeutique que celle déjà mise en usage: apposition de mouches à la tempe et derrière l'oreille, administration de purgatifs énergiques. Sous leur action, une certaine sédation paraît se produire; les douleurs ciliaires s'atténuent, le trouble des milieux intraoculaires s'éclaircit quelque peu et la perception visuelle se rétablit dans des proportions malheureusement bien réduites; simultanément le bourdonnement et le vertige s'apaisent, sans disparaître tout-à-fait cependant. Mais cette acalmie n'est pas de longue durée; quinze jours à peine s'étaient écoulés, qu'une nouvelle poussée de cyclite se manifeste et avec elle tout le cortége des troubles de l'ouïe.

A ce tableau ne tardent pas à se joindre des symptômes, inquiétants du côté de l'œil gauche; cet œil, dont la cataracte s'était complétée, avait conservé jusqu'alors son aspect normal, une mobilité parfaite de la pupille qui réagissit sous l'influence des moindres variations de la lumière et une localisation très nette de la bougie promenée dans le champ visuel. A son tour il commence à trahir un peu moins de sensibilité à la lumière et la pupille devient paresseuse; sans qu'il soit le siège de douleurs véritables, ni de tension exagérée, quelques arborisations vasculaires sous-conjonctivales indiquent un état pathologique, encore latent, mais donnant tout lieu de craindre l'apparition plus ou moins prochaine d'une poussée d'ophthalmie sympathique. Deux ou trois semaines se passent ainsi, pendant lesquelles des alternatives de mieux et de pire se succèdent sans autre résultat que de voir confirmer la perte totale et irrémédiable de toute vision dans l'œil droit dont la tension commence à baisser, et de s'assurer que le champ visuel de l'œil gauche tend à se rétrécir de plus en plus, en même temps que diminue son impressionnabilité à la lumière. L'oreille droite est restée le siège de ses bourdonnements qui par leur continuité sont peut-être plus pénibles que les douleurs ciliaires intermittentes; l'ouïe de ce côté est toujours à peu près nulle.

La patiente comprenant les dangers que court son œil gauche, seule ressource qui lui reste pour récupérer la vision, se décide enfin à accepter l'énucléation de l'œil droit, énucléation qui, à plusieurs reprises déjà, lui avait été présentée comme urgente. Elle est pratiquée le 10 septembre, sept mois après l'opération de la cataracte, deux mois et demi environ après l'apparition des troubles auriculaires. Dans la journée même, cessation des douleurs péri-orbitaires et disparition complète du bourdonnement; sensation de bien-être, accompagné pendant la nuit d'un sommeil calme et réparateur; le lendemain et jours suivants la tête continue à être libre, elle peut se mouvoir dans tous les sens sans être entraînée par le vertige; seule l'ouïe du côté droit reste aussi affaiblie qu'avant l'opération.

Mais ce qu'il y a de plus fâcheux c'est que l'état de l'œil gauche ne s'améliore pas. Tout en n'offrant pas plus que par le passé de signe d'inflammation franche et de douleurs véritables, il laisse facilement voir que la perception lumineuse, loin de gagner, baisse de plus en plus, que la pupille demeure inerte et l'iris dans un état de flaccidité trahissant un trouble profond de sa nutrition; du reste, le globe lui-même ne tarde pas à perdre une bonne partie de sa tension, à subir un véritable ramollissement indice d'une atrophie commençante. Dans ces conditions, toute idée d'une intervention opératoire quelconque est abandonnée et force est de laisser à cette personne le seule consolation d'avoir été débarrassée de ses douleurs ciliaires et des bruits auriculaires qui, pendant deux mois, l'avaient mise à la torture.

Obs. II. Norris, 48 ans, forgeron. Projection d'un éclat de fer sur l'œil gauche : plaie pénétrante de la cornée empiétant sur la sclérotique au niveau du segment externe de l'œil, déchirure de l'iris, hémorrhagie abondante dans la chambre antérieure.

Le corps étranger, légèrement saillant dans l'angle externe de la plaie est retiré quelques heures après à l'aide de la pince fixatrice; il se présente sous la forme d'un fragment de fer triangulaire, long de quatre millimètres, à bords irréguliers et dentelés; issue immédiate d'humeur aqueuse et de sérosité sanguinolente, adhérence des bords de la déchirure de l'iris aux lèvres de la plaie. Le lendemain le sang est en grande partie résorbé et on peut voir, à travers la pupille, qui s'est laissé dilater par l'atropine, une opacité laiteuse déjà étendue des couches cristalliniennes superficielles : le traumatisme a porté sur le cristallin et certainement aussi sur le corps ciliaire comme l'indique la position tout-à-fait périphérique de la plaie ; rougeur et sensibilité modérées du globe, absence de toute vision, mais perception de la lumière.

Les jours suivants l'imbibition du cristallin s'accuse de plus en plus, les masses les plus superficielles viennent faire hernie dans la chambre antérieure, à travers la pupille maintenue dilatée; en même temps des douleurs périorbitaires éclatent et trahissent, avec une rougeur périkératique intense et un œdème sous-conjonctival localisé dans le segment externe du globe, un commencement d'irido-choroïdite. Celle-ci est dans son complet développement le vingtième jour après l'accident ; des exsudats se mêlent aux fibres cristalliniennes dans l'ouverture pupillaire et la chambre antérieure, l'iris ne réagit plus à l'atropine, le chémosis a gagné presque tout le pourtour de la cornée et il est impossible de conserver quelques illusions sur l'issue funeste de cet accident.

Dès ce moment aussi commencent à se manifester certains troubles du côté de l'oreille gauche, troubles auxquels le patient, tourmenté par les douleurs ciliaires, ne prête d'abord qu'une médiocre attention; mais leur persistance, même pendant les périodes de calme dans les souffrances de l'œil, l'engage à me signaler la surdité relative dont il est atteint depuis quelques jours et surtout le bourdonnement incessant et très pénible qu'il ressent de ce côté ; « il me semble, dit-il, que j'ai constamment une abeille en mouvement dans le fond de l'oreille. » A part une légère injection le long du manche du marteau, l'examen ne révèle rien d'anormal dans le conduit et au niveau du tympan qui joue librement lorsque l'air est refoulé dans la caisse ; les parties extérieures de l'oreille, le pavillon, ne présentent aucune différence de coloration avec celles du côté droit aux divers moments où l'examen est pratiqué ; le tic-tac de la montre, à gauche, n'est perçu qu'à dix centimètres, tandis qu'à droite il l'est à trente, distance faible assurément, mais il ne faut pas oublier que chez les forgerons et en général chez les ouvriers qui travaillent au milieu des bruits intenses, la finesse de l'ouïe diminue rapidement. N... signale aussi, en dépit de la surdité relative de cette oreille, une impressionnabilité désagréable pour tous les sons aigus, une véritable hyperesthésie auditive qui l'oblige à boucher l'entrée du conduit avec un fort tampon de coton.

Me rappelant le fait précédent, j'engage N.. à avoir patience et à attendre la guérison des phénomènes inflammatoires dont son œil gauche est le siège, convaincu qu'ils entrent pour la plus grande part dans l'étiologie des accidents auriculaires et que leur sédation pourra amener en même temps la disparition de ces derniers ; je l'engage aussi à bien surveiller la fonction de l'œil droit et à me prévenir à la moindre apparition d'un trouble quelconque dans la vision de cet œil, sachant combien les traumatismes de cette nature exposent à l'ophtalmie sympathique et trouvant d'ailleurs dans cette réaction si marquée de l'oreille un motif de plus pour la craindre. L'événement ne devait pas tarder à donner raison à ces craintes ; un mois et demi s'était à peine écoulé depuis l'accident, que N.. se plaint de voir, par intervalles, moins nettement de l'œil droit qu'il l'avait fait jusqu'alors ; un brouillard plus ou moins épais, selon les moments, occupe toute l'étendue du champ visuel ; il y a en même temps de la photophobie, du larmoiement et, sans qu'on puisse noter de rougeur permanente du globe oculaire, il est facile de voir que cette injection tend à se produire sous l'influence de la moindre excitation. Convaincu que j'étais en présence des véritables prodromes d'une choroïde sympathique, je n'hésitai pas à proposer l'énucléation de l'œil gauche, faisant valoir, pour rendre le sacrifice de cet œil moins pénible, la persistance des douleurs périorbitaires, la perte absolue de toute sensation lumineuse, la triste certitude qu'aucune opération ne pourra jamais lui rendre un degré quelconque de vision, enfin la perspective de voir en même temps disparaître la souffrance toujours continue et fort pénible procurée par le bourdonnement de l'oreille gauche.

L'ablation de l'œil est pratiquée le 23 août 1881. Dès le lendemain, disparition complète de tous les phénomènes subjectifs dont l'oreille et l'œil gauches étaient le siége. Pour l'oreille le fait est d'autant plus remarquable que pendant plus d'un mois le bruit s'y est maintenu constant, tenace, sans variations bien marquées analogues à celles qui se produisaient dans les crises de la névralgie ciliaire, sans acalmies autres que celles que pouvait procurer le sommeil lorsque le patient était assez heureux pour l'obtenir ; il y avait certainement là plus qu'une simple coïncidence entre cette disparition et l'opération qui l'avait précédée de quelques heures. Cinq ou six jours après, retour de l'ouïe à son degré normal, ainsi que l'indique l'épreuve de la montre renouvelée à diverses reprises avant et après l'énucléation et qui donne une distance égale pour les deux côtés ; l'examen du conduit et du tympan n'y dénote aucune différence sensible avec l'état antérieur.

Obs. III. Mme Pellenc, 56 ans, mais en paraissant davantage, en raison de son état de sénilité précoce trahi par la flacidité des tissus et l'aspect ectasique du réseau vasculaire superficiel ; pas de maladies antérieures pouvant être rapportées à une diathèse quelconque ; n'a jamais souffert ni des yeux, ni des oreilles.

Le 20 mars 1883, après quelques troubles fugaces dans la vision de l'œil gauche, est prise d'une attaque de glaucome aigu, avec tous ses signes classiques.

Refuse absolument toute intervention chirurgicale et n'accepte que les instillations d'un collyre à l'ésérine. Après des poussées alternatives de tension exagérée et de douleurs ciliaires violentes, suivies de détente et d'amélioration visuelle ; après une dernière crise survenue deux mois plus tard, toute perception visuelle disparaît de cet œil gauche ; il reste le siége d'un état irritatif du plexus ciliaire, se traduisant par une vive sensibilité au toucher, des douleurs spontanées survenant de temps à autre et persistant cinq ou six jours, l'effacement de la chambre antérieure, la décoloration de l'iris et tous les signes d'un trouble nutritif profond de l'organe, devant amener plus ou moins prochainement son atrophie.

C'est pendant le cours de cette dernière période que l'oreille gauche est elle-même atteinte de troubles fonctionnels, dont le tableau reproduit assez exactement celui des deux malades précédents : sensation d'un bruit continu, subissant des variations de timbre et d'intensité et passant alternativement d'un rythme précipité à un rythme plus lent, sans rapport marqué avec les conditions variables de la circulation ; impression pénible dans la région auriculaire de vibration au fond du conduit, non modifiée par les divers mouvements imprimés avec le doigt aux parois de ce canal, et par les tentatives réitérées d'expiration forcée ou de déglutition ; impulsion vertigineuse, surtout le matin au lever, avec tendance à tomber en avant et sur la gauche ; diminution très marquée de l'ouïe de ce côté, où la parole même à voix élevée est difficilement perçue : l'épreuve de la montre donne un résultat négatif au contact du pavillon et sur les parois crâniennes, à droite comme à gauche, ce qui ne doit pas étonner, les personnes âgées ou en état de sénilité précoce perdant la faculté de sentir les battements d'une montre ordinaire. L'examen du conduit, rendu difficile par l'affaissement et l'état de desquamation sèche de ses parois permet néanmoins de voir la membrane du tympan d'une coloration grisâtre, qu'on ne saurait mieux comparer qu'à celle d'un vieux parchemin desséché, d'aspect ridé, sans triangle lumineux, sans translucidité, un tympan, en un mot, infiltré d'éléments de régression sénile, analogues à ceux que l'on rencontre dans le gérontoxon de la cornée ; il faut dire que l'examen de l'autre côté fournit absolument les mêmes résultats. Pas de vascularisation anormale dans les diverses parties de la région. Rien du côté de la gorge et de l'arrière cavité des fosses nasales, autant qu'on peut en juger du moins chez une personne dont le peu d'intelligence et le peu de bonne volonté ne facilitent pas l'examen ; ce dont on peut plus facilement s'assurer, c'est que l'estomac fonctionne bien et qu'il s'est toujours comporté d'une façon parfaite.

Cet état persiste pendant trois mois, sans qu'il soit possible de le modifier par un des nombreux agents rationnels ou empiriques qui sont successivement mis en usage, sans qu'il soit surtout possible de faire accepter l'énucléation de l'œil gauche, seule intervention qui me paraisse propre à mettre un terme aux douleurs orbitaires de moins en moins vives, il est vrai, et aux troubles auriculaires toujours aussi prononcés. Par bonheur pour la patiente, l'œil droit reste indemne de toute atteinte ; il en est de même de l'oreille droite, dont la fonction à aucun moment n'a été altérée d'une façon appréciable. Ayant perdu de vue Mme P... à cette époque, je ne saurais dire ce qui lui est advenu plus tard, et je le regrette, car il eût été intéressant de suivre l'évolution des accidents oculaires et auriculaires complètement livrés à eux-mêmes.

Il me semble difficile de refuser á ces trois faits l'interprétation que je me suis plû à leur donner et d'y voir autre chose que la démonstration casuistique de la transmission d'un processus irritatif de l'œil à l'oreille. En effet, absence de tout état pathologique antérieur des organes de l'audition ; apparition, persistance et marche croissante des troubles auriculaires pendant l'évolution d'une affection de l'œil de la nature de celles qui éveillent trop souvent les accidents sympathiques — qui, dans deux de ces cas, se développent réellement sur l'œil voisin ; — disparition de tout phénomène morbide du côté de l'oreille dans les deux cas où un traitement approprié, c'est-à-dire l'ablation de l'œil, fait disparaître l'affection dont il était primitivement atteint ; tel est l'enchaînement de circonstances qui permet d'établir entre ces états pathologiques une relation de cause à effet.

Il ne suffit pas cependant de demander à l'observation seule une semblable démonstration ; il faut s'assurer aussi si cette transmission est anatomiquement et physiologiquement possible et si les lois de la pathologie autorisent à l'admettre. Au cas de l'affirmative, il pourra être intéressant de rechercher quelle voie un tel processus peut suivre et de quelle nature sont les désordres qui se produisent dans l'oreille.

Un rapide exposé des idées émises au sujet de la pathogénie de l'ophtalmie sympathique et sur le mécanisme de sa propagation ne pourra que servir à élucider ces nouvelles recherches ; je vais donc le fournir, en empruntant les données à la thèse de Reclus, (*Des Ophthalmies sympathiques*. Thèse d'agrégation, Paris, 1878), comme au travail qui résume à l'heure actuelle les données les plus précises sur la question.

Des trois hypothèses invoquées par Mackensie pour expliquer la propagation d'un état pathologique d'un œil sur l'autre : transmission par les vaisseaux, par le nerf optique, par les nerfs ciliaires, la dernière seule a rencontré de la part de la critique une adhésion à peu près unanime. La théorie de la névrite optique, c'est-à-dire de la transmission d'un état inflammatoire d'un nerf optique à l'autre, à travers le chiasma, conserve encore, il est vrai, quelques partisans et paraît, en effet, pouvoir seule expliquer certains cas particuliers qui ne semblent passibles d'aucune autre interprétation ; mais pour la grande majorité, sinon pour la totalité des cas, c'est par la voie des nerfs ciliaires qu'on admet que l'iritation gagne les centres nerveux pour se réfléchir ensuite sur l'œil sympathisé.

Cette opinion n'est pas sans prêter elle-même à des interprétations multiples qui la présentent sous un jour moins simple qu'il peut le paraître au premier abord. Quelle voie centripète suit le processus irritatif : est-ce celle des filets sensitifs du trijumeau ou des fibres centripètes du sympathique? Sur quels centres et à travers quels éléments s'effectue la réflexion ? De quelle nature est ce processus : doit-on admettre une simple influence de l'ordre des actions vasomotrices, ou bien une véritable propagation par continuité d'une lésion anatomique déterminée ? Tout autant de questions qui se sont successivement posées, à mesure que les progrès de l'anatomie et de la physiologie des centres nerveux permettaient de serrer de plus près les divers côtés du problème, et qui sont encore loin, il faut le reconnaître, d'être complètement résolues.

Voici pourtant les deux hypothèses qui paraissent se dégager le plus nettement des recherches entreprises sur ce sujet et des discussions auxquelles elles ont donné lieu.

Dans l'une, dite théorie vaso-motrice, l'excitation morbide, partie des expansions terminales du plexus ciliaire, gagnerait le bulbe : soit en suivant les filets sympathiques à travers le ganglion ophtalmique, le plexus carotidien, le ganglion cervical supérieur et la moelle — trajet qui paraît bien long et bien détourné, — soit, plutôt, en prenant la voie des fibres sensitives du trijumeau qui la transmettraient jusqu'à son noyau d'origine bulbaire ; arrivée dans cette région centrale, l'excitation franchissant la ligne médiane à travers les fibres commissurales, atteindrait le côté opposé du bulbe et se réfléchirait sur l'œil voisin en se propageant : soit à travers les éléments centrifuges, vaso-moteurs, du sympathique, soit peut-être et d'une façon plus directe sur les fibres vaso-motrices aussi dont on a reconnu l'existence dans le trijumeau lui-même. Quel que soit, du reste, le trajet de la chaîne réflexe, cette excitation donnerait lieu dans l'œil sympathisé à des troubles circulatoires qui, se manifestant d'abord par de simples désordres fonctionnels, ne tarderaient pas à produire les altérations trophiques les plus graves.

Cette théorie, conséquence naturelle de la découverte des actions vaso-motrices et de l'influence qu'on leur a attribuée sur la nutrition des tissus, est implicitement admise par la plupart de ceux qui se sont occupés de la pathogénie de l'ophtalmie sympathique ; elle n'est pourtant pas sans rencontrer une objection sérieuse que Reclus met en évidence et de laquelle il tire un argument, sinon pour la ruiner de fond en comble, du moins pour en restreindre l'application. Cette objection est basée sur ce fait de physiologie générale, qu'il présente comme suffisamment démontré, à savoir : «que jamais les troubles neuro-paralytiques, aussi intenses qu'on puisse les supposer, n'ont produit d'inflammations franches ou d'altérations trophiques semblables à celles qui caractérisent l'ophtalmie sympathique. » Suffisante pour produire les modifications circulatoires directement constatées à la surface et dans le fond de l'œil, l'action vaso-motrice serait impuissante à y créer les lésions subséquentes qui donnent à cette affection une si redoutable gravité. D'après Reclus, il faudrait pour entraîner de semblables lésions l'intervention des nerfs trophiques de l'œil ; or, ces nerfs, l'expérimentation le démontre, sont représentés par les fibres que lui fournit le trijumeau ; ce serait donc sur ce nerf lui-même que, du centre bulbaire, le processus irritatif devrait gagner l'œil sympathisé, et ces fibres étant des fibres à action centripète, ce ne serait plus par le mécanisme des actions réflexes ordinaires qu'elles exerceraient leur influence sur les altérations de l'œil.

Voici, d'après sa manière de voir appuyée sur des faits d'anatomie pathologique récemment mis en lumière par Hayem, quels seraient l'enchaînement et la nature des phénomènes qui interviendraient dans la trasmission du processus : sous l'influence d'une irritation continue et prolongée des expansions terminales des rameaux sensitifs du plexus ciliaire, une véritable névrite se propagerait, suivant une marche ascendante, à travers ces rameaux, jusqu'aux centres bulbaires où, gagnant plus ou moins vite le côté opposé, elle ne tarderait pas, devenue descendante, à poursuivre sa marche sur le nerf trijumeau de l'autre côté et à faire naître sur ce nerf les conditions les plus propres à l'éclosion des troubles trophiques dans l'un des organes délicats dont il commande la nutrition ; en un mot, les excitations centripètes et les excitations centrifuges auraient le même conducteur : le nerf trijumeau, et reconnaîtraient une même cause : une altération matérielle, de nature inflammatoire, dans le tissu propre du nerf.

Telle est la seconde hypothèse qui, sous le nom de théorie de la névrite, est venue prendre rang à côté de la théorie vaso-motrice et qui, au même titre que cette dernière, a le droit d'entrer en ligne de compte dans l'étude des faits qui se rapportent à l'ophtalmie sympathique ou se rapprochent d'elle.

C'est à ces deux hypothèses également qu'on a rattaché la pathogénie de certains faits relatifs aux accidents dont l'œil est le théâtre à la suite de lésions des expansions terminales du nerf trijumeau du même côté, autres que celles qu'il fournit au plexus ciliaire. On sait depuis longtemps que les blessures ou diverses altérations des branches frontale, sous-orbitaire et dentaires de ce nerf s'accompagnent quelquefois de troubles fonctionnels et d'altérations trophiques de l'œil correspondant; ici, pour expliquer le processus, on fait de même intervenir : soit une action réflexe s'exerçant du trijumeau sur le sympathique à travers le ganglion de Gasser ou par l'intermédiaire du bulbe, soit une névrite qui, au lieu de se propager d'un côté à l'autre du bulbe sur le trijumeau voisin, resterait localisée sur le même tronc, frappant par une marche récurrente les filets ciliaires peut-être dans le ganglion de Gasser, peut-être même dans leur trajet commun avec les rameaux primitivement atteints.

En possession de ces données, il nous sera maintenant plus facile d'aborder la question pathogénique qui se pose en présence des faits relatés plus haut.

Rappelons d'abord les faits de physiologie et de pathologie expérimentales relatifs aux diverses influences qui peuvent intervenir pour modifier la circulation et la nutrition des organes de l'ouïe. En dehors du grand sympathique, dont l'action a été mise en évidence par la célèbre expérience de Cl. Bernard et qui se trouve confirmée par les recherches plus récentes de Dastre et Morat (Les nerfs vaso-dilatateurs de l'oreille externe. *Archives de physiologie*, 1882, T. II, p. 326), action qui se traduit tantôt par la constriction, tantôt par la dilatation du réseau vasculaire superficiel de l'oreille, le seul facilement accessible à l'examen, on a constaté que d'autres éléments de l'appareil nerveux périphérique ou central interviennent eux aussi dans la genèse de certains phénomènes d'ordre physiologique ou pathologique. C'est ainsi que Magendie a signalé des troubles de nutrition de l'oreille à la suite de la section de la cinquième paire au delà du ganglion de Gasser, fait confirmé par les recherches de Laborde et Mathias Duval, de Gellé, en ce qui concerne le noyau bulbaire du trijumeau et la région voisine de la moëlle allongée dont la piqûre entraine une hypérémie intense et des hémorrhagies dans l'oreille moyenne et dans le labyrinthe ; que Brown-Séquard et après lui Baratoux ont noté des altérations semblables à la suite de la lésion des corps restiformes ; que Schiffer et Snellen enfin ont mis en évidence l'action vaso-dilatatrice d'ordre réflexe qu'y produit l'excitation de divers points du système nerveux périphérique et, en particulier, de certaines branches du trijumeau.

Bien que les relations anatomiques entre l'œil et l'oreille soit notablement moins étroites que celles qui existent entre les deux yeux, il n'y en a pas moins de très évidentes et qui suffisent à créer une voie possible pour le jeu de diverses influences physiologiques ou pathologiques.

Ce sont d'abord les relations qui s'établissent par le système sympathique dont les irradiations sur l'œil et sur l'oreille se centralisent au milieu du ganglion cervical supérieur et, plus profondément par les rameaux communiquants, dans la moelle et dans le bulbe ; ce sont ensuite celles qui sont entretenues par le nerf trijumeau dont un rameau émané du maxillaire inférieur, ou plutôt du ganglion otique qui lui est annexé, va, sous le nom de petit pétreux profond, se distribuer dans la muqueuse de l'oreille moyenne et peut-être dans la profondeur même de l'oreille interne ; ce sont enfin celles que l'on peut entrevoir dans le voisinage des noyaux des 5°, 8° et 9° paires, tous situés au niveau du plancher du quatrième ventricule.

Ce que l'on sait des actions multiples que commandent le sympathique et le trijumeau au point de vue de la circulation et de la nutrition des organes auxquels ils se distribuent ; des rapports intimes qu'entretiennent ces deux nerfs, tant dans les plexus et les ganglions à la constitution desquels ils prennent part, que dans les centres nerveux où ils puisent leur origine, rapports qui se traduisent par la transmission facile d'excitations réfléchies de l'un sur l'autre ; ce que nous venons de voir, à propos de l'opthalmie sympathique, de la transformation possible de ces excitations ou irritations en état pathologiques déterminés ; tout cela autorise à considérer comme tout à fait admissible la propagation d'un processus irritatif de l'œil à l'oreille.

Si l'on veut maintenant se demander par quelle voie et sous quelle forme ce processus se transmet, il y a lieu de faire intervenir ici également diverses hypothèses analogues à celles qui ont été émises pour expliquer le mécanisme de l'ophthalmie sympathique.

La première et celle qui se présente le plus naturellement à l'esprit consiste à considérer les phénomènes auriculaires comme le résultat d'une simple action réfléchie du trijumeau sur le sympathique du même côté : l'excitation centripète du premier gagnant, par la voie ordinaire des centres, les noyaux médullaires du sympathique et se transformant sur ce dernier en une excitation centrifuge qui met en jeu les vaso-moteurs de l'oreille. On pourrait tout aussi bien admettre que, sans gagner les centres, l'excitation des fibres du trijumeau se réfléchit sur celles du sympathique : soit au niveau du ganglion ophthalmique, soit dans le ganglion de Gasser, s'il était démontré qu'un réflexe vaso-moteur pût se passer de l'intervention des centres médullaires.

On peut supposer aussi qu'au lieu de se réfléchir du trijumeau sur le sympathique, cette action suit la route des fibres vasculaires signalées dans le tronc et les rameaux de la cinquième paire et gagne ainsi l'oreille par le petit pétreux profond.

Il est possible enfin que tout se passe sur le sympathique seul dont les fibres centripètes et centrifuges constitueraient, avec leurs centres ganglionnaires ou médullaires, toute la chaîne réflexe.

Dans l'une ou l'autre de ces hypothèses c'est toujours par le mécanisme des actions vaso-motrices que se produiraient les désordres dont l'oreille devient le siége : trouble circulatoire simplement fonctionnel d'abord, altérations trophiques ensuite.

Mais il en est une autre qu'à l'exemple de Reclus on peut poser ici également, hypothèse fondée sur la théorie de la névrite. Ne pourrait-on pas supposer que la névrite ascendante du trijumeau, admise par lui, parvenue soit au niveau du ganglion de Gasser, soit plus profondément dans le bulbe, envahit la racine que le maxillaire inférieur fournit au ganglion otique et, par suite, le petit pétreux profond dont l'action trophique sur l'oreille moyenne et interne se trouve consécutivement modifiée ?

Ne peut-on pas plus simplement penser que le processus

inflammatoire gagne, au niveau du bulbe, le noyau d'origine du nerf auditif et se propage par un trajet descendant jusqu'aux expansions terminales de ce dernier ? On considère, il est vrai, l'auditif comme un nerf de sensibilité spéciale exclusivement chargé de transmettre des impressions centripètes, et sa lésion devrait avoir pour effet unique d'entraîner une altération plus ou moins marquée de l'ouïe ; mais est-on suffisamment fixé sur sa constitution pour affirmer que certaines fibres ne jouent pas, par rapport aux éléments constitutifs de l'oreille interne, un rôle différent de celui de simple conducteur des impressions auditives ? Ne pourrait-il pas avoir, à défaut des filets de la cinquième paire et du sympathique dont l'existence même dans cette région n'est pas démontrée, une véritable action trophique semblable à celle que les fibres du trijumeau paraissent jouer à l'égard du globe oculaire?

Est-il même bien irrationnel de penser que le noyau de la neuvième paire, du glosso-pharyngien, pourrait lui aussi, être atteint et prendre part à la génèse des accidents dont l'oreille est le théâtre, par l'intermédiaire des filets que le rameau de Jacobson fournit à cette région ? Il serait intéressant, à ce point de vue, de rechercher si d'autres fonctions que celles de l'ouïe : celle du goût, de la sensibilité spéciale du pharynx, ne se trouvent pas plus ou moins profondément intéressées dans des cas analogues à ceux que j'ai observés.

Si ces vues, assurément très hypothétiques, étaient confirmées, ne trouverait-on pas dans ces faits réponse au *desideratum* exprimé par Reclus dans sa thèse, lorsqu'il dit : « Il serait étonnant que la névrite arrivée au noyau d'origine, restât nettement bornée au trijumeau sans envahir les noyaux voisins ; il faudrait donc chercher dans les observations si, avec les accidents oculaires, on ne pourrait pas trouver quelque trouble dans d'autres territoires nerveux. »

Vers laquelle de ces deux théories : de la névrite ou de l'action vaso-motrice, y a-t-il lieu de pencher actuellement ?

Il serait assurément bien prématuré de le dire, et il faut attendre que des observations plus nombreuses et mieux suivies aient permis d'étudier plus complètement la question. Les arguments en faveur de cette abstention ne manquent pas, en effet.

Notons d'abord qu'ici, l'objection opposée par Reclus à la théorie vaso-motrice, dans la pathogénie de l'ophthalmie sympathique, à savoir que jamais ou presque jamais les troubles névro-paralytiques n'entraînent d'altérations trophiques graves, ne saurait être bien sérieusement invoquée, car nous ne savons pas de quelle nature sont les altérations qui se produisent dans l'oreille ; on ne peut, comme pour l'œil, y surprendre jusque dans l'intimité de l'organe et au fur et à mesure de leur évolution les lésions qui s'y développent, et l'anatomie pathologique de cette otite est encore à faire.

Quant à sa symptomatologie, elle ne saurait non plus fournir que des données bien insuffisantes pour décider si on se trouve en présence de simples troubles circulatoires de nature neuro-paralytique ou d'altérations consécutives à un processus inflammatoire. Les symptômes, à peu près identiques, notés dans ces trois observations : hyperesthésie auditive, bruits subjectifs affectant le rythme continu d'un bourdonnement d'insecte, dysécie proportionnelle, dans le principe, à l'intensité de ces bruits, vertiges et nausées, sont communs à la plupart des états pathologiques du labyrinthe et ne sauraient suffire à les caractériser, ni surtout à en indiquer la nature. S'il est à présumer que dans les premières phases des troubles auriculaires, alors que tout se borne à des manifestations susceptibles de se dissiper d'une façon complète, comme chez le sujet de la deuxième observation, les phénomènes sont purement d'origine vasculaire et reconnaissent pour cause une hypérémie plus ou moins intense, on ne peut affirmer que cette hypérémie se soit développée sous l'influence d'un trouble dans l'innervation vaso-motrice, puisqu'il est prouvé par les recherches de pathologie expérimentale rappelées plus haut que des lésions du corps restiforme, du noyau du bulbe, peuvent, elles aussi, entraîner une hypérémie des plus accusées de l'oreille interne.

Pour l'état confirmé du mal, lorsque l'ouïe se trouve complètement et irrémédiablement perdue, s'il y a lieu d'admettre des lésions plus profondes intéressant la structure même de l'organe ; hémorrhagie, hypergénèse des éléments cellulaires, il n'est pas davantage permis de les rattacher plutôt à une excitation transmise par le sympathique qu'à un processus inflammatoire, névrite descendante, propagé le long des filets auriculaires du trijumeau, de l'auditif et peut-être du glosso-pharyngien.

Une seule remarque doit être faite, qui irait peut-être à l'encontre d'une intervention directe du grand sympathique : c'est l'absence, notée dans ces trois observations, de trouble circulatoire bien appréciable, soit du côté de l'oreille externe, soit au niveau du tympan. S'il est vrai que certaines modifications vasculaires, suffisantes pour amener des troubles notables de la fonction, puissent se produire dans les régions profondes de l'oreille sans que l'examen otoscopique permette d'en déceler l'existence, il ne paraît pas moins difficile d'admettre qu'un état congestif du labyrinthe et de la caisse, capable d'entraîner des accidents semblables à ceux accusés par les malades, ait pu se développer sans entraîner en même temps un état analogue du tympan et des régions plus superficielles, parties soumises, comme les précédentes, aux mêmes influences vaso-motrices. Sans se hâter de juger, il faut laisser à des observations ultérieures le soin de décider si l'hypérémie et la congestion du tympan et de l'oreille externe sont la règle ou l'exception dans cette affection.

Marseille. — Typ. et Lith. Barlatier-Feissat, rue Venture, 49.

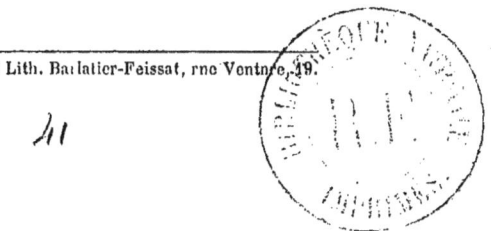

www.ingramcontent.com/pod-product-compliance
Lightning Source LLC
Chambersburg PA
CBHW070222200326
41520CB00018B/5743